PUBLICATIONS DU *PROGRÈS MÉDICAL.*

TROUBLES

DE LA

MENSTRUATION

APRÈS LES

LÉSIONS CHIRURGICALES OU TRAUMATIQUES

Par le Dr TERRILLON

Prosecteur des hôpitaux.

PARIS

Aux bureaux du PROGRÈS MÉDICAL, | A. DUVAL, Libraire-Éditeur,
6, rue des Écoles. | 6, rue des Écoles.

1874

PUBLICATIONS DU *PROGRÈS MÉDICAL.*

TROUBLES

DE LA

MENSTRUATION

APRÈS LES

LÉSIONS CHIRURGICALES OU TRAUMATIQUES

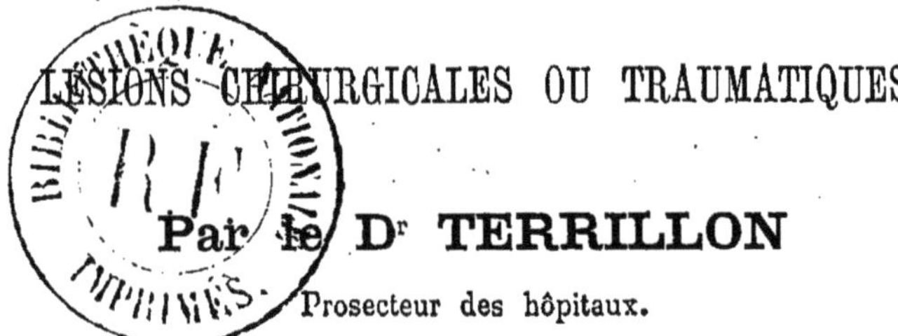

Par le Dr TERRILLON

Prosecteur des hôpitaux.

PARIS

Aux bureaux du PROGRÈS MÉDICAL, | A. DUVAL, Libraire-Éditeur,
6, rue des Écoles. | 6, rue des Écoles.

1874

TROUBLES

DE LA

MENSTRUATION

APRÈS LES

LÉSIONS CHIRURGICALES OU TRAUMATIQUES

Les auteurs, qui se sont occupés des maladies de l'appareil sexuel de la femme, ont toujours attaché une grande importance aux troubles de la menstruation; aussi tous les ouvrages, écrits sur ce sujet, renferment-ils un chapitre important sur les rapports qui peuvent exister entre ces troubles et les affections diverses de l'utérus. Ne s'occupant que de ce fait restreint, aucun d'eux n'avait recherché le rapport existant entre les affections générales dont la femme est atteinte et l'état de sa menstruation. Cette fonction passait inaperçue au milieu des troubles apportés par les maladies principales ou s'il survenait quelque perturbation celle-ci paraissait accessoire.

Ce n'est qu'à partir du travail de M. Hérard (1) que cette question fut étudiée sérieusement. Les conclusions de ce travail sont reproduites dans tous les ouvrages classiques. Un fait d'une assez grande importance n'avait cependant pas été remarqué.

On ne s'était pas préoccupé de savoir si l'apparition

---

(1) Hérard. — *De l'influence des maladies aiguës fébriles sur les règles,* 1851, Paris.

hâtive des règles au début des maladies aiguës, était bien réelle et si on n'avait pas affaire au contraire à un écoulement sanguin résultat d'une congestion trop vive de l'appareil utérin et indépendant de la menstruation. M. Gubler (1), dans un mémoire intéressant, trancha cette question et fit voir que souvent cette perte sanguine hâtive survenant en dehors de l'ovulation régulière, n'empêchait pas celle-ci de se produire à son époque normale et déterminée, et qu'en un mot il se passait là un phénomène analogue aux épistaxis nasales apparaissant au début de certaines fièvres. Il proposa pour indiquer cette hémorrhagie particulière, le nom heureux d'*Epistaxis utérine*, pour bien faire saisir l'analogie avec les hémorrhagies nasales. M. Gubler termine son mémoire par une série de conclusions qui peuvent être mises en parallèle avec celles qu'on trouvera à la fin de mon travail.

La chirurgie n'avait cependant pas bénéficié de ces recherches et des applications pratiques qui pouvaient en découler ; Raciborski dans son livre si complet sur le rôle de la menstruation dans la pathologie et la thérapeutique ne signale aucune donnée sur ce sujet. Beaucoup de chirurgiens, il est vrai, avaient pour habitude de ne pratiquer des opérations importantes qu'en dehors de la période menstruelle, afin que le trouble des règles ne vint pas inquiéter l'opérée ou peut-être compromettre l'opération. D'autres, par prudence ou pour empêcher cet écoulement de gêner les opérations pratiquées sur les organes génitaux, opéraient aussitôt après l'arrêt des règles. Enfin tous, à moins d'urgence spéciale, évitaient les opérations pendant l'époque elle-même de peur qu'un arrêt brusque des règles ne vint aggraver l'état de la malade. Mais aucun d'eux n'avait attiré l'attention sur ces habitudes de leur pratique usuelle et si quelques-uns avaient remarqué que les règles revenaient quelques jours à peine après leur disparition par le fait de l'opération, ils n'y attachaient qu'une importance minime. Ils ne s'étaient surtout jamais demandé s'ils avaient

---

(1) Gubler. — *Gazette médicale de Paris*, 1863, p. 154 et suivantes.

à faire à une véritable menstruation ou bien à une hémorrhagie accidentelle, succédant à une congestion active de l'utérus.

La question en est là et on ne trouve sur ce sujet que quelques rares indications. La première est due à M. le professeur Verneuil (1).

Cet auteur, discutant les chances favorables qu'il pouvait avoir en opérant une fistule vésico-vaginale assez compliquée, et craignant que l'écoulement sanguin de la menstruation ait une influence fâcheuse sur son opération, s'exprime ainsi :

« Toute opération pratiquée sur les voies génitales de la femme prédispose singulièrement au retour des règles supprimées et même à la réapparition prématurée de l'écoulement menstruel, surtout si l'utérus lui-même est intéressé dans les manœuvres opératoires »

M. Verneuil n'a, depuis cette époque, rien écrit sur ce sujet, mais cette remarque était le résultat d'une observation déjà ancienne, et depuis lors il l'a renouvelée souvent dans ses leçons.

M. Courty (2), dans son *Traité des Maladies utérines*, à propos des opérations de fistules vésico-vaginales et des inconvénients qui peuvent succéder à l'opération, indique également qu'il a observé ce phénomène : « Des congestions de l'utérus et des ovaires, des inflammations aiguës de ces organes et même des épanchements sanguins apoplectiformes peuvent se manifester, surtout si plus de quinze jours s'étant écoulés depuis la dernière menstruation, l'opération, inopportunément pratiquée, provoque une avance considérable de la menstruation suivante. » Quoique formulées très-nettement, ces indications ne répondent qu'à un ordre de faits fort restreints et méritent plus de développements.

Mais il est bon de signaler auparavant plusieurs travaux sur des sujets qui ont, avec celui-ci, la plus grande analogie. Quelques auteurs s'étaient, en effet, préoccupés de recher-

---

(1) *Arch. de Méd.*, 1862, 5e série, t. XIV, p. 306.
(2) Courty, 2e édit., p. 1217.

— 4 —

cher comment les lésions chirurgicales pouvaient influencer
le fonctionnement régulier de l'utérus dans la grossesse.

Le Dr Cornillon (1), dans sa thèse inaugurale, donne un
résumé complet de la discussion qui eut lieu sur ce sujet
au sein de la Société de chirurgie. Le débat avait roulé
sur les deux points suivants :—1º Doit-on opérer pendant la
grossesse? 2º Combien de temps après l'accouchement peut-
on tenter une opération chirurgicale ?

Sans vouloir entrer dans tous les détails de cette discussion à laquelle prirent part MM. Tarnier, Depaul, Blot,
Verneuil, Chassaignac et Després, je me contenterai de
signaler quelques-unes des conclusions qui terminent le
travail de M. Cornillon. Il démontre que l'avortement peut
être souvent la suite des lésions chirurgicales ou traumatiques. La plupart des observations qu'il rapporte prouvent que ce sont surtout les opérations pratiquées sur les
organes génitaux externes ou internes qui ont provoqué
cet accident. Quant à la cause essentielle et primordiale,
il ne peut la démontrer rigoureusement. Il fait voir que si,
dans certains cas, la fièvre traumatique, l'érysipèle ou une
autre complication inflammatoire paraissent avoir occa-
sionné l'avortement ou l'hémorrhagie, dans plusieurs autres, l'accident est survenu sans aucune complication.
Ainsi, de simples scarifications de la vulve, la ponction
d'une ascite, etc., ont eu ce fâcheux résultat.

Pour terminer, il conseille avec MM. Tarnier, Verneuil
et d'autres auteurs de s'abstenir de toute intervention chirurgicale pendant la grossesse à moins d'urgence absolue.

Insistant sur un autre point de vue, le Dr Cauchois (2)
recherche l'influence de la menstruation sur les hémorrhagies secondaires et il fait voir que dans plusieurs observations, la menstruation peut engendrer des congestions
actives d'ordre physiologique, mais dépassant la sphère
génitale et susceptibles de déterminer des hémorrhagies
secondaires à la surface des plaies récentes.

(1) Cornillon. — *Des accidents des plaies pendant la grossesse et l'état
puerpéral*, 1873.
(2) Cauchois. — *Pathogénie des hémorrhagies secondaires* ; thèse, 1873.

Tous ces faits, sans se rapporter exactement à ceux que je vais analyser, démontrent encore comment la menstruation est influencée par toutes les réactions de l'organisme et réciproquement. Aussi, me serviront-ils pour la discussion que j'entreprendrai plus loin.

Malgré ces préliminaires importants, il est utile de donner encore quelques détails sur la façon dont la menstruation est supportée par certaines femmes et comment toutes les fonctions se comportent selon que celle-ci se fait plus ou moins régulièrement. Tous ces aperçus généraux rendront plus nettes et plus précises les conclusions qui terminent mon travail et en feront saisir la juste valeur.

La facilité avec laquelle la fonction menstruelle est atteinte par des causes légères lui est commune avec la plupart des autres actes de la reproduction. L'impressionnabilité de l'appareil génital paraît sous ce rapport être de beaucoup supérieure à celle de la plupart des autres appareils. Elle est telle que Raciborski (1) a cru pouvoir attribuer certaines aménorrhées à la simple crainte d'une grossesse après une *faute* ou au vif désir d'avoir des enfants après une longue stérilité; aménorrhées auxquelles il a donné le nom d'aménorrhées par cause psychique. Du reste, que l'impression soit perçue par un point quelconque du corps ou par le cerveau, c'est toujours par une sorte d'action réflexe sur l'utérus que se produisent les troubles de la menstruation. Certains auteurs ont proposé le nom d'aménorrhée ou métrorrhagie sympathique pour spécifier ce mode d'action.

Les émotions morales vives, quoiqu'elles déterminent le plus souvent la suppression des règles, peuvent aussi amener des métrorrhagies plus ou moins abondantes. Enfin toutes ces influences générales ou locales peuvent avoir également un autre effet intéressant qui est de rappeler rapidement la menstruation suspendue depuis plusieurs mois. Ce dernier est, du reste, analogue à celui qui survient

---

(1) Raciborski. — *Arch. gén. de Méd.*, 1865. T. V, p. 589. *De l'aménorrhée par causes psychiques.*

lors d'un avortement provoqué par une frayeur subite-
une chute ou l'impression du froid.

Après les exemples que je viens de citer, il n'est donc
nullement étonnant de voir les traumatismes et les opérations chirurgicales avoir une influence énergique sur la
menstruation, de façon à provoquer des troubles analogues
à ceux que je viens d'indiquer. Que ces causes agissent par
une action psychique, par l'ébranlement nerveux général,
ou, au contraire, par la perte de sang, résultat de l'opération, ou par la fièvre qui leur succède souvent, c'est ce que je
ne chercherai pas à déterminer d'une manière rigoureuse,
car les faits sont trop complexes. Mais il est probable que
ces différentes causes secondaires peuvent agir, soit ensemble, soit séparément.

Il est une dernière question sur laquelle je désire appeler
l'attention, c'est celle qui consiste à savoir comment les
différentes régions du corps peuvent agir sur la fonction de
l'utérus. De tout temps, on a remarqué que toute excita-
tion portée sur les organes génitaux eux-mêmes pouvait
avoir une action sur la menstruation ; les manœuvres bien
connues qui ont pour but de rappeler les règles suspendues
en sont une preuve évidente. Mais il est tout un ensemble
de régions, entourant les organes génitaux qui peuvent jouir
des mêmes priviléges.

Leur circulation commune, un système nerveux présen-
tant des connexions intimes et partant du même centre
médullaire indiquent l'influence que ces parties peuvent
avoir sur les congestions de l'utérus.

Qui ne sait, en effet, que l'application du froid sur le périnée et à la face interne des cuisses, ou l'introduction d'un la-
vement froid dans le rectum amènent souvent un arrêt de la
menstruation et provoquent des troubles graves du côté des
ovaires ? N'a-t-on pas remarqué aussi depuis longtemps que
des excitations vives, application de sangsues ou de sina-
pismes sur la face interne des cuisses, un purgatif, etc.,
peuvent provoquer du côté de l'utérus une fluxion suffisante
pour rappeler l'apparition des règles, ou faciliter leur
écoulement trop pénible ou trop peu abondant.

Ces résultats de la pratique la plus vulgaire prouvent qu'on peut considérer au point de vue de ces influences périphériques toute une zône que j'appellerai *zône génitale* et dont les rapports plus ou moins intimes expliquent l'influence sur les fonctions de l'utérus. Je chercherai dans le cours de ce travail à démontrer combien les lésions traumatiques peuvent agir sur la menstruation quand elles agissent sur cette zône.

Mais il est un organe plus éloigné dont les rapports physiologiques sont des plus évidents, malgré des connexions anatomiques lointaines et dont l'influence me paraît aussi considérable; je veux parler de la mamelle.

Les relations physiologiques sont telles, que chez la plupart des femmes, les seins sont le siége de sensations particulières à l'approche des règles. Il en est dont les seins augmentent manifestement de volume à cette époque; l'aréole parait plus colorée, le mamelon se gonfle, et on voit souvent sortir un peu de colostrum, ce qui indique une vascularisation plus considérable et d'une durée suffisante pour mettre en jeu l'activité cellullaire ; dès que le sang commence à couler, ces dernières manifestations disparaissent, de sorte que non-seulement il y a un rapport entre le développement de l'utérus et le développement des mamelles pendant la grossesse, mais ce rapport existe encore pendant la menstruation.

On le trouve aussi à l'état pathologique et quelques observateurs ont signalé certains phénomènes de douleur, de gonflement des mamelles dans les affections utérines ou des annexes. La succion des mamelles a été anciennement employée pour rappeler les règles ou provoquer des métrorrhagies. Enfin, lorsque la sécrétion lactée est établie, l'utérus n'a plus d'influence sur elle, mais il est à remarquer que l'irritation, partie des mamelles, retentit à son tour sur l'utérus. Suivant M. Depaul cité par Liégeois, (*Traité de Physiologie*, 1869.) l'utérus de la femme qui allaite revient plus lentement à ses dimensions primitives que l'utérus de la femme qui ne nourrit pas. Tous ces faits, qu'on pourrait multiplier encore, démontrent donc la connexion intime de l'utérus et du sein, aussi nous verrons combien les lésions opératoires qui se pratiquent sur la mamelle peuvent avoir d'influence sur la congestion menstruelle.

Tous ces rapprochements me permettront d'établir des délimitations assez exactes entre les différentes parties du corps au point de vue de leur influence sur la menstruation, délimitations qui seront justifiées par les faits pathologiques.

J'admets donc cinq groupes principaux: 1° L'utérus et ses annexes ; — 2° Ses dépendances, vulve, vagin ; — 3° La zône génitale comprenant le rectum, la vessie, la partie supérieure des cuisses, le périnée ; — 4° la mamelle ; — 5° les autres régions du corps et des membres dont l'influence présente une certaine analogie.

Comme je l'ai dit plus loin, quelle que soit la cause physiologique capable d'amener une perturbation dans la marche régulière de la menstruation, je ne m'occuperai ici que d'en indiquer les différentes variétés.

Après avoir recueilli pour ce sujet un grand nombre d'observations, j'ai pu constater que ces perturbations peuvent répondre à quatre groupes principaux : Avance de l'époque menstruelle, — retard ou suspension plus ou moins prolongée, — rappel de la menstruation suspendue depuis un temps variable.

On pourrait y ajouter un autre groupe qui comprendrait des troubles variables de la menstruation, tels que écoulement moins abondant qu'aux époques précédentes, ou, au contraire, un écoulement exagéré, des troubles génitaux plus sensibles, etc. Mais n'ayant rien constaté de bien net sur ce sujet, je préfère le laisser de côté.

Enfin, une quatrième variété de troubles particuliers mérite un chapitre spécial. Je veux parler de ces pertes utérines survenant rapidement après les opérations pratiques sur certaines régions bien définies, et qui ne sont pas de véritables menstruations, mais bien des *épistaxis utérines* analogues à ces hémorrhagies utérines intercurrentes, survenant au début des pyrexies aiguës, et sur lesquelles M. Gubler a attiré l'attention.

C'est par ce dernier groupe si important que je commencerai. J'aurai soin, du reste, de citer à propos de chaque classe, un certain nombre d'observations qui ont été les plus probantes parmi celles que j'ai pu recueillir (1).

Epistaxis utérines. — Une perte de sang par les parties génitales, survenant quelques jours après une opération, alors que la dernière menstruation a eu lieu depuis quelques jours seulement, ne s'accompagnant d'aucun des symptômes si fréquents du molimen hémorrhagique, et enfin n'empêchant pas le retour des règles à l'époque ordinaire, ne peut être qu'une hémorrhagie accidentelle.

Les quelques exemples suivants feront mieux comprendre cette conclusion. Dans la plupart de ces cas, les femmes ne s'aperçurent de l'apparition de cet écoulement, que par la présence du sang sur leur linge, quelques-unes en furent effrayées, ou manifestèrent leur étonnement. Ces observations ont cependant été prises sur des femmes de l'hôpital, ordinairement moins soigneuses de leur personne et n'attachant pas à ces écoulements une importance aussi grande que les femmes du monde. Aussi plusieurs chirurgiens, auxquels je faisais part de cette particularité, m'ont dit avoir remarqué que, dans leur clientèle privée, plusieurs fois des opérées avaient manifesté devant eux, une surprise mêlée de crainte, en voyant survenir ainsi cet écoulement d'une façon prématurée.

L'épistaxis, dans ce cas, me paraît des plus évidentes, et parfaitement démontrée. Je n'ai pas eu, il est vrai, la bonne fortune de posséder, comme M. Gubler, un cas dans lequel la mort étant survenue quelque temps après la perte accidentelle, l'autopsie fit reconnaître que le sang venait de l'intérieur de l'utérus, sans qu'il y eut rupture ovarique.

---

(1) Je prie mes excellents amis Budin et Maunoir, d'accepter mes remerciements pour les observations qu'ils ont bien voulu me communiquer.

Ce fait lui avait été fourni par M. Cornil ; il avait eu lieu au début d'une fièvre typhoïde.

Malgré cela, et sans entrer dans une discussion prolongée, dans laquelle je ne ferais que reproduire les arguments du travail de M. Gubler, je crois que le fait est suffisamment démontré, surtout après la lecture des généralités qui précèdent cette étude. Je renverrai donc, pour plus de détails, au mémoire de M. Gubler.

Obs. I. X..., 21 ans (service de M. Verneuil, hôpital de la Pitié). Réglée à l'âge de quinze ans, sans régularité au début. Elle a eu un enfant dont l'accouchement a été pénible, aussi elle porte une énorme fistule vésico-vaginale. M. Verneuil, ne pouvant pratiquer l'opération ordinaire, se décide à faire l'occlusion du vagin, par suture de la vulve.

2 novembre. Elle a ses règles qui durent quatre jours.

11 novembre. Opération. Sonde dans l'urèthre, qui va dans le vagin au-dessus de la suture.

13 novembre. Elle a ses règles, qui sortent avec l'urine ; celles-ci durent deux jours, mais en petite quantité.

6 décembre. La malade revoit ses règles, abondantes comme auparavant. Elles durent 3 jours.

Obs. II. X..., 47 ans (service de M. Guérin, Hôtel-Dieu). Réglée régulièrement depuis l'âge de 14 ans jusqu'à l'âge de 25 ans, a vu sa menstruation devenir un peu irrégulière. Depuis deux ou trois ans cependant, la régularité est plus grande. — Elle entre à l'hôpital pour une fistule à l'anus qu'elle a depuis un an.

15 mars. Elle a ses règles à l'époque habituelle. L'écoulement dure 3 jours, se termine le 18.

1er avril. Opération de la fistule avec l'écraseur.

2 avril au soir. Ses règles reparaissent. Le sang, peu abondant, coule pendant un jour ; la malade ne s'en aperçoit qu'en voyant son linge taché.

13 avril. Ses règles reviennent comme d'habitude.

Obs. III. X..., 36 ans (service de M. Verneuil, hôpital de la Pitié). Entre à l'hôpital pour une récidive d'une tumeur du sein datant de 1870. Opérée pour la première fois en 1873 et récidivée au niveau de la cicatrice. Elle est bien réglée, ordinairement tous les 28 jours.

16 octobre. Ses règles apparaissent et se terminent le 20.

24 octobre. Opération.

27 octobre au soir. Elle perd un peu de sang, sans douleur ni aucun symptôme du côté de l'abdomen. Cet écoulement dure un jour et demi.

29 *novembre*. Les règles viennent comme d'habitude, mais durent 3 jours seulement.

OBS. IV. X..., 20 ans (service de M. Verneuil, hôpital de la Pitié). Réglée à l'âge de quatorze ans, a toujours vu régulièrement depuis cette époque tous les 28 jours ; les règles durent ordinairement cinq jours. Elle entre à l'hôpital le 24 mars, pour un éléphantiasis de la vulve ; elle a ses règles en ce moment, elles cessent le 26. Le 1er *avril*, on pratique l'opération avec le galvano-cautère.

Le 8 *avril* survient un léger écoulement par la vulve qui dure 2 jours et qui est manifestement dû à une perte utérine puisqu'elle ne vient pas de la plaie. — Le 2 *mai*, les règles reviennent avec les symptômes habituels et durent cinq jours.

OBS. V. X..., 20 ans, (service de M. Verneuil, hôpital de la Pitié). Bien réglée depuis l'âge de quatorze ans, elle voit régulièrement le 28° jour, et l'écoulement dure 3 ou 4 jours. Elle entre pour une tumeur adénoïde du sein datant de deux ans.

7 *octobre*. Elle a ses règles qui se terminent le 11. — 20 *octobre*. Opération.

22 *octobre*. Elle voit apparaître un écoulement de sang par la vulve, sans symptômes. Il dure trois jours ; malgré sa petite abondance, la malade est très-effrayée de ce symptôme.

12 *novembre*. Les règles viennent comme d'habitude et durent 3 jours.

OBS. VI. X..., 43 ans. (service de M. Després, hôpital Cochin). Réglée à l'âge de 12 ans, est entrée pour un carcinome du sein datant de un an au moins. Le 10 *mai*, elle a ses règles qui durent jusqu'au 13.

18 *mai*. Ablation de la mamelle, avec quelques ganglions voisins.

21 *mai*. Ecoulement léger par la vulve qui dure 2 jours à peine ; la malade est vivement impressionnée par ce retour des règles auquel elle ne s'attendait pas. — 12 *juin*. Ses règles reparaissent et ne durent qu'un jour et demi.

Je n'ai publié ici que les cas les plus probants et qui ne pouvaient donner lieu à aucune discussion ; mais j'ai pu en recueillir beaucoup d'autres qui sont également plus intéressants. Une des premières conditions, en effet, pour que l'épistaxis soit bien démontrée consiste en ce que l'opération ne soit pas pratiquée trop loin de l'époque qui vient de se terminer et par conséquent trop près de la suivante : autrement il devient difficile d'admettre autre chose qu'une apparition hâtive des règles. L'observation suivante en est un exemple :

Obs. VII. X,..., 48 ans (service de M. Labbé, hôpital de la Pitié). Réglée à 14 ans. Ses règles viennent régulièrement et durent cinq à six jours. Elle entre pour un cancroïde du rectum. — Le 24 *janvier*, apparition des règles qui durent jusqu'au 6 février.

21 *février*. Opération. Extirpation avec le galvano-cautère de l'extrémité inférieure du rectum.

23 *février*. Quelques gouttes de sang s'écoulent par la vulve de temps en temps et cet état dure 3 jours.

10 *avril*. Les règles reparaissent et durent cinq jours. — 11 *mai*. Nouvelles règles qui durent 6 jours.

Il en serait de même pour les deux observations qui suivent; dans l'une, la date des menstruations antécédentes n'a pas été signalée. Dans la seconde (du 9) l'époque seule de la dernière opération est bien nettement indiquée ; mais il est probable que l'écoulement du sang qui a fait manquer l'opération antérieure devait être un cas d'épistaxis. Le chirurgien avait dû dans tous ces cas attendre la fin d'une époque pour opérer ; précaution qui est ordinairement mise en usage.

Obs. VIII. X..., âgée de 38 ans (service de M. Péan, hôpital Saint-Louis), s'aperçut de la présence d'une tumeur abdominale depuis dix-huit mois. Elle crut à une grossesse, bien que la menstruation ne fut pas suspendue et présentât seulement quelques irrégularités. — L'époque de la menstruation qui précéda l'opération n'est pas indiquée. — Le 4e jour après l'opération, les règles reparurent.

Obs. IX. Anaïse B... 31 ans, atteinte de fistule vésico-utéro-vaginale, à la suite de couches. Bien réglée ordinairement, elle voit pendant 7 ou 8 jours assez abondamment — Elle a subi avant le mois de mai de cette année six tentatives d'opération radicale, la première par M. Lannelongue a pour but d'utiliser une partie de la paroi vésicale. Mais chaque fois les règles re-

viennent trop rapidement après l'opération, et font manquer
car elles se font par l'urèthre et la vessie ; malgré cela, elle est
bien réglée.

Mai. Nouvelle opération, un fil de suture, règles 3 jours après,
malgré un intervalle de 6 jours seulement depuis la fin des
règles précédentes, aussi la suture manque encore une fois.

Sans vouloir tirer de ces faits, trop peu nombreux, des
conclusions trop rigoureuses, je ferai remarquer cependant que d'une façon évidente cette épistaxis utérine survient lorsque l'opération a porté sur les organes génitaux
vulve, utérus, ovaire, ou sur la zône génitale voisine tels
que le rectum et l'anus ; enfin, et ce fait est le plus remar-
quable, certaines ablations du sein ont produit un effet
analogue.

Je n'ai pu trouver aucun fait d'hémorrhagie accidentelle
à propos d'opérations pratiquées dans d'autres régions. Il
est bon de noter que ces pertes ont duré peu de temps et
sont survenues avant le huitième jour qui a suivi l'opération.

Rappel de la menstruation. — Cette variété de troubles a une grande analogie avec la précédente. En effet, la
première perte survient le plus souvent quelques jours
après l'opération, alors que les règles sont suspendues
depuis un temps variable. Il est possible de donner de ce
fait l'explication suivante : La première hémorrhagie utérine qui survient ainsi après l'opération ne serait qu'une
épistaxis par congestion de la muqueuse, mais cette dernière, stimulée ainsi par une première perte reprendrait
dans l'avenir ses fonctions ordinaires pour chaque époque
menstruelle. Cette explication est d'autant plus probable
qu'il faudrait supposer que, au moment de cette première
perte, l'ovaire est préparé pour une ponte, ce qui peut
exister, mais n'est pas facile à prouver. Quoi qu'il en soit,
le fait est réel, il est même fréquent puisque j'ai pu en
réunir plusieurs observations. Quant à la rapidité de ce
retour des règles, à sa fréquence et aux autres particulari-
tés qu'il peut présenter, je ne saurais en dire rien de spé-

— 14 —

cial ; ce petit nombre de faits, qui tous répondent à des cas particuliers, se prête peu à des déductions exactes. Je ne discuterai pas davantage quelle est la cause physiologique de ce retour de la menstruation suspendue. Cependant on peut prévoir que dans les kystes ovariques, accompagnés de suspension de règles, cet état tenait soit à une absence complète d'ovulation, soit à la présence de la tumeur, qui était un dérivé naturel pour les congestions destinées à la muqueuse utérine; la tumeur enlevée, tout rentrerait dans l'ordre.

OBS. X. (1). — Mme X.. , âgée de 38 ans. Bien réglée depuis longtemps, elle a vu se développer depuis au moins 18 mois un kyste de l'ovaire. Au moment de l'observation la malade dit n'avoir pas eu ses règles depuis cinq mois. « Le 6e, » jour après l'opération, reparurent les règles qui coulèrent » normalement pendant le temps habituel et, dès ce moment, » la menstruation se trouva parfaitement rétablie. »

OBS. XI. (2). — X..., âgée de 30 ans, porte un kyste ovarique depuis deux ans. « Chez cette femme les règles, suspendues » depuis six mois, avaient reparu en assez grande abondance » le dixième jour après l'opération. Ce que je considérai » comme un symptôme favorable. » Un mois après l'opération, les règles reparurent pour la deuxième fois et la menstruation s'accomplit désormais avec une grande régularité.

OBS. XII. — Louise Fretel, 47 ans, (service de M. Broca, Hôpital des Cliniques), entre à l'hôpital pour une tumeur cancéreuse du sein gauche datant d'un an environ. Depuis six mois, elle ne voit plus ses règles, et cependant elle était parfaitement réglée auparavant.

12 *juin* 1874. *Opération.* Ablation du sein.

Le 22 *juin*, les règles reparaissent abondantes comme par le passé et durent cinq jours. La malade sort de l'hôpital un mois après l'opération ; on ne sait si elle a eu de nouveau ses règles.

OBS. XIII. — La femme B..., âgée de 49 ans, (Service de M. Guérin ; Hôtel-Dieu), a toujours été bien réglée depuis l'âge de 12 ans. Elle a eu 4 enfants.

---

(1) Observation présentée par M. Péan, à l'Académie des sciences (7 janvier 1867).

(2) Obs. I du mémoire cité.

21 *mars* 1871. Elle est blessée au pied. Depuis cette époque, elle ne voit plus ses règles.

Janvier 1872. Amputation de Chopart. Dix jours après l'opération les règles reparaissent ; depuis cette époque elle est réglée régulièrement chaque mois comme auparavant.

Avance de l'époque menstruelle. — Cette perturbation est assez fréquente, et des plus variables ; aussi je me tiendrai dans les limites indiquées par M. Gubler, qui n'admet qu'une période de huit jours avant l'époque présumée des règles. Pour lui, en effet, la menstruation n'existe pas quand l'écoulement sanguin survient huit ou quinze jours avant l'époque présumée : on a affaire alors à une épistaxis.

Cette avance s'accompagne habituellement de tous les symptômes ordinaires de la menstruation, à condition naturellement que les phénomènes qui succèdent à l'opération, tels que la fièvre ou certains accidents, ne masquent pas ces symptômes. On pourra remarquer que dans les observations suivantes les règles peuvent être en avance après les opérations ou les traumatismes de toutes les régions du corps.

Obs. XIV. — Mlle Eugénie V..., 19. (Service de M. Broca, Hôpital des Cliniques). Entre à l'hôpital pour une exostose sous-unguéale du gros orteil datant de six mois. Elle fut réglée à 16 ans et depuis cette époque elle voit tous les 28 jours.

27 *avril*. Opération. — 16 *mai*. Ses règles viennent, mais en avance de huit jours sur l'époque présumée. Elles durent trois jours comme d'habitude. Depuis cette époque, la menstruation a lieu comme à l'ordinaire.

Obs. XV. — Legrand A..., 34 ans. (Service de M. Verneuil ; Saint-Augustin 2. Hôpital de la Pitié). Bien réglée depuis l'âge de 19 ans. Elle a eu deux enfants. On constate, chez elle une tumeur dure au sein gauche datant de dix-huit mois.

2 *février*. Elle vient d'avoir ses règles qui ont duré trois jours. — 6 *février*. Opération. Ablation du sein.

20 *février*. Elle voit venir ses règles en avance de huit jours.

Obs. XVI. — X... 28 ans. (Service de M. Cruveilhier, hôpital Saint-Louis). Réglée à l'âge de 15 ans. Le 21 *novembre* 1873 : grenouillette opérée par excision avec cautérisation. Les règles viennent trois jours après, avançant de **quatre** jours sur l'époque présumée.

17 décembre. Récidive aiguë de la grenouillette.

19 décembre. Incisions nouvelles. Les règles reparaissent le *24 décembre* c'est-à-dire trois jours avant l'époque présumée.

Retard de la menstruation. — A la suite des opérations graves, qui ont fait perdre beaucoup de sang aux malades, celles-ci sont peu étonnées de voir un retard survenir au moment de l'époque ordinaire. Mais il n'en est pas de même quand l'opération a été légère, une simple cautérisation par exemple et que la perte de sang a été minime ou nulle.

Dans ces cas, les malades qui peuvent être inquiétées par la crainte de devenir enceintes, ce qui est fréquent, se tourmentent beaucoup et ont les appréhensions les plus vives. Aussi le médecin, prévenu de ce qui peut arriver, pourra rassurer la malade pendant les quelques jours d'attente.

Obs. XVII. — Antoine Claire, 40 ans. (Service de M. Labbé; Saint-Jean, 20, Hôpital de la Pitié). Réglée à 18 ans, elle a eu un enfant. Elle est réglée régulièrement et abondamment pendant 8 jours. Elle entre pour un carcinome du sein.

26 février 1873. Elle a ses règles qui durent cinq jours comme d'habitude. — *7 mars.* Extirpation du sein.

28 mars. Exeat. Elle n'a pas encore vu revenir ses règles.

Obs. XVIII. — X... 21 ans. (Service de M. Labbé ; Saint-Jean, Hôpital de la Pitié). Réglée à l'âge de 13 ans et demi. Voit régulièrement pendant quatre ou cinq jours. A eu une grossesse en 1873. Elle a eu quelques troubles après sa couche. Entrée pour un kyste du maxillaire.

20 janvier. Règles jusqu'au 25. — *31 janvier.* Opération.

9 mars. Elle voit seulement ses règles revenir après un retard de dix-neuf jours. Depuis, les règles sont régulières.

Obs. XIX. — X..., 19 ans. (Service de M. Labbé; Saint-Jean, n° 1, Hôpital de la Pitié). Réglée à l'âge de 13 ans et demi; depuis, elle voit régulièrement pendant six jours au moins. Elle entre à l'hôpital pour une tumeur blanche du genou droit.

25 février 1874. Elle a ses règles qui durent jusqu'au 1er mars

3 mars. Cautérisation autour de l'articulation malade.

21 avril. Les règles reviennent après avoir sauté une époque Donc, retard de deux mois.

Obs. XX. — X.., Maria, 21 ans. (Service de M. Cruveilhier ; Sainte-Marthe, 54, hôpital Saint-Louis). Réglée à l'âge de 16 ans. Elle entre pour un kyste hydatique du volume d'un œuf de poule qui existait au niveau du biceps.

4 avril 1873. Elle a ses règles qui durent jusqu'au 9.

18 avril. Ablation de la tumeur, avec une perte de sang très-minime.

25 mai. Apparition de ses règles qui sont en retard de deux semaines, ce qui ne lui était jamais arrivé.

Obs. XXI. — X..., 18 ans. (Service de M. Péan, hôpital Saint-Louis). Elle fut réglée à l'âge de 15 ans. — *8 février.* Elle a ses règles pendant quatre jours comme d'habitude.

9 mars. Elle a la jambe broyée ; on lui pratique la résection d'une partie du tibia. Elle a perdu très peu de sang. Elle attendait ses règles à cette époque.

22 avril. Les règles ne sont pas encore revenues.

Après avoir recherché avec soin quelle pourrait être l'influence de l'âge, de l'époque à laquelle s'est établie la menstruation, de la façon dont celle-ci s'établit, et enfin de la perte de sang approximative qui a succédé à la lésion, je n'ai pu découvrir aucune loi générale. Ce n'est qu'en analysant un grand nombre d'observations qu'on pourrait arriver à ce résultat.

Plusieurs de mes observations ont porté sur des femmes qui avaient dépassé la ménopause ; je n'ai pu constater chez elles aucun retour des règles. Le fait cependant pourrait se rencontrer, surtout après les opérations pratiquées sur les organes génitaux. La seule condition essentielle serait que la ménopause ne soit pas trop éloignée, sans cela l'utérus atrophié ne pourrait de nouveau être le siége d'une congestion active suffisante. Ce fait pourra être recherché et présenter quelque intérêt, car on sait combien le retour des règles après la ménopause peut induire en erreur à cause de sa fréquence dans le développement des tumeurs cancéreuses ou épithéliales. Il en est de même de l'influence des grossesses antérieures ; mes renseignements ne sont pas assez précis sur ce sujet.

En présence de ces faits, on pourrait se demander quelle est la cause physiologique de ces perturbations menstruel-

les. Mais les détails, dans lesquels je suis entré en commen-
çant, me dispensent de discuter longuement cette question.
Pour les épistaxis survenant à la suite de lésions des organes génitaux ou dans la zone qui les environne, le fait peut
s'expliquer facilement par la congestion, qu'entraîne dans
toute cette région la plaie de l'opération ; congestion qui
est analogue à celle qu'on cherche à provoquer sur l'utérus
en excitant artificiellement ces parties. Pour les troubles
qu'entraînent les lésions du sein, l'explication est aussi ra-
tionelle, malgré la diversité des perturbations.

Quant aux autres lésions et surtout aux autres troubles,
on ne peut faire que des conjectures et renvoyer aux généralités énoncées plus haut. Les uns pourront invoquer l'effet moral, les autres la fièvre qui succède aux lésions chirurgicales, quelques-uns enfin feront intervenir des phénomènes plus éloignés. Il vaut mieux, je crois, avouer notre
ignorance à ce sujet, constater un fait intéressant avec les
conséquences utiles qu'il peut présenter et se tenir pour
l'explication dans une sage réserve.

Quelles sont, en effet, les conséquences pratiques qu'on
peut tirer de ces faits? Il est certain, comme le prouvent les observations rapportées plus haut, que dans la
plupart des cas la thérapeutique n'a pas à intervenir
dans ces perturbations légères de la menstruation. Dans
aucun des cas que j'ai recueillis, les épistaxis utérines
n'ont eu une influence fâcheuse ou inquiétante pour le médecin. Je suis d'accord sur ce fait avec les conclusions de
M. Gubler et il est possible qu'aucun fait ultérieur ne
vienne me contredire. Du reste, si la perte de sang deve-
nait inquiétante dans un de ces cas, on aurait recours contre elle aux moyens généralement employés ; peut-être
pourrait-on, dans quelques cas, chercher à rappeler les règles en retard. Mais si la thérapeutique n'a rien à voir dans
cette question, il n'en est pas de même de la prudence et
de la sagacité du chirurgien, et surtout de la tranquillité
de la malade.

Pour lui-même l'opérateur devra se tenir en garde contre une hémorrhagie hâtive qui pourrait compromettre le

résultat d'une opération pratiquée sur les organes génitaux. J'en ai cité plusieurs exemples. Le rôle du chirurgien sera souvent plus difficile quand il sera consulté par une femme inquiétée par ces perturbations. Tantôt il devra rassurer celle-ci, lorsque une perte inattendue sera venue la troubler pendant les suites d'une opération dangereuse ; tantôt au contraire, un retard des règles succédant à une opération souvent très-légère, fera craindre à la malade une grossesse qu'elle a quelquefois mille raisons de redouter; ici encore le chirurgien devra savoir calmer les appréhensions qui peuvent être nuisibles à la santé et au prompt rétablissement de son opérée.

Enfin dans certains cas l'opérateur pourra faire espérer que l'ablation d'une tumeur ovarique ou autre, aura pour conséquence le retour des règles et par conséquent la possibilité d'une grossesse désirée. Plusieurs femmes sont devenues enceintes et ont accouché dans de bonnes conditions après la guérison d'un kyste de l'ovaire qui avait pendant plusieurs mois suspendu la menstruation.

Je pourrais multiplier les exemples et montrer combien il est utile de se tenir en garde contre ces troubles de la menstruation, surtout quand on se trouve en présence de femmes craintives et ayant pour habitude de s'inquiéter des moindres symptômes.

Pour terminer, je ferai remarquer que je suis loin de prétendre qu'on rencontrera des perturbations des règles dans tous les cas, ni même qu'elles auront toujours des caractères identiques. J'ai voulu présenter seulement un aperçu général de la question, mais pour arriver à des conclusions rigoureuses sur les points spéciaux il faudrait compulser un grand nombre d'observations. Malgré cela je crois pouvoir tirer de ce travail les conclusions suivantes :

Conclusions. — I. Les lésions chirurgicales ou traumatiques ont sur la menstruation une action variable, qui correspond aux trois cadres suivants: 1º Elles respectent la onction menstruelle; 2º Elles la suppriment, ce cas est rare ; elles l'accélèrent en amenant jusqu'à huit à dix jours d'avance, ou la retardent pendant un temps variable ; 3° Souvent ces lésions déterminent en dehors de l'époque menstruelle une épistaxis utérine, ordinairement de courte durée (deux jours environ), sans symptômes concomitants et qui n'agit que faiblement sur l'époque menstruelle suivante.

II. Les différentes régions du corps ont une action variable, aussi peut-on les diviser en plusieurs zônes distinctes, au point de vue de l'influence que peuvent avoir les lésions qui leur correspondent : 1° Appareil sexuel : utérus, ovaire, vagin, vulve ; — 2° Zône voisine de l'appareil sexuel: rectum, anus, vessie, partie supérieure des cuisses, etc., que j'appellerai *zône génitale*; — 3° Les seins, dont les connexions physiologiques avec l'utérus sont si intimes ; — 4° Les autres régions du corps et les membres dont l'action est variable.

III. Ces zônes ont une influence différente, quand on tient compte principalement de la fréquence des désordres et de leurs variétés :

On peut dire en général que : *La première zône* agit en provoquant le plus souvent une épistaxis utérine ou le rappel des règles suspendues ; — *La deuxième zône* amène une épistaxis ou une avance des règles ; — *La troisième* qui agit presque toujours, peut produire tous les troubles épistaxis, avance, retard ; — *La quatrième* est plus rarement la cause de quelque trouble ; cependant, à part l'épistaxis, elle peut provoquer toutes les variétés.

IV. Ces différents troubles de la menstruation ne paraissent pas avoir une influence mauvaise sur la santé des malades, ils peuvent seulement agir d'une manière fâcheuse par la préoccupation qu'entraîne chez certaines femmes une perturbation quelconque des règles.

V. Il est difficile de dire quelle est la cause exacte de cette perturbation, ébranlement nerveux, fièvre traumatique, perte de sang, etc. Il est probable que la plupart de ces causes agissent ensemble.

VERSAILLES. — TYP. CERF ET FILS, RUE DU PLESSIS 59.